K.
L.
A.
R.

Sauf ruhig weiter, wenn du meinst!

Annette Weber

Verlag an der Ruhr

K.
L.
A.
R.

Kurz – **L**eicht – **A**ktuell – **R**eal

Impressum

Titel Sauf ruhig weiter, wenn du meinst!

Autorin Annette Weber

Druck DRUCKZONE, Cottbus

Verlag Verlag an der Ruhr
Alexanderstr. 54 – 45472 Mülheim an der Ruhr
Postfach 102251 – 45422 Mülheim an der Ruhr
Tel. 02 08/439 54 50 – Fax 02 08/439 54 39

ISBN 3-86072-875-X

geeignet für die Klasse 6 7 8 9 10

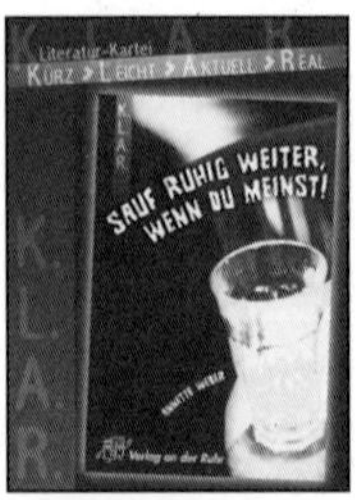

Begleitendes Unterrichtsmaterial:
K.L.A.R. – Literatur-Kartei:

„Sauf ruhig weiter, wenn du meinst!“
Annette Weber
Kl. 7–10, 65 S., A4, Papph.
ISBN 3-86072-874-1
Best.-Nr. 2874
17,50 € (D)/18,– € (A)/30,70 CHF

Über die Autorin

Bevor du beginnst, dieses Buch zu lesen, möchte ich mich kurz vorstellen.
Ich heiße Annette Weber, bin 47 Jahre alt und mit einem Physiker verheiratet. (Das sind diese Einsteins, die immer wilde Geräte erfinden und das Haus voll elektronisch verkabeln!)
Wir haben drei Söhne im Alter von 14, 16 und 18 Jahren. Zu unserem Haushalt gehören außerdem noch eine alte Hundedame (meine einzige weibliche Verstärkung) und zwei Islandpferde. Ich lebe in einem kleinen Ort in Nordrhein-Westfalen.
Seit fast 25 Jahren habe ich zwei Berufe: zum einen bin ich Lehrerin und zum anderen Kinder- und Jugendbuchautorin. Bis jetzt habe ich 15 Bücher geschrieben, vom Bilderbuch bis zum Jugendroman. Zur Zeit arbeite ich ausschließlich als Autorin und das gefällt mir großartig.
Ich wünsche dir nun viel Spaß beim Lesen und grüße dich herzlich!

Annette Weber

1.

Ungeduldig schaute Meike auf die Uhr. Der Bus hatte schon wieder 10 Minuten Verspätung. Da! Endlich bog er um die Ecke. Meike stieg ein, zeigte ihre Fahrkarte und setzte sich auf die hintere Bankreihe. Dann zog sie ihr Handy aus der Tasche.

Menu – Mitteilungen – SMS schreiben.

Das Menu öffnete sich.

„Hallo Tom“, tippte Meike. „Bin auf dem Weg zur Skaterbahn. Freue mich auf dich!“

Sie suchte im Adressbuch nach Toms Nummer. Gerade wollte sie auf „Senden“ drücken, da piepste ihr Handy. SMS. Von Tom. Meike lächelte. Das war mal wieder die totale Gedankenübertragung. Aufgeregt öffnete sie die Mitteilung.

„Können uns heute nicht treffen“, schrieb Tom. „Geht mir nicht so gut.“

Enttäuscht ließ Meike das Handy sinken. Geht mir nicht so gut? Was sollte das denn schon wieder heißen? Fast zwei Wochen lang hatten sie sich nun nicht gesehen. Und immer war es Tom gewesen, der eine Ausrede gehabt hatte.

Mal musste er für eine Arbeit lernen. Mal hatte seine Mutter Geburtstag. Mal wollte er früh ins Bett gehen. Irgendwie klang das alles ziemlich nach einer Ausrede. Und zwar nach einer billigen.
Ob er eine andere hatte?
Meike spürte, wie ihr Gesicht heiß wurde.
Noch vor drei Tagen hatte ihr Tom am Telefon gesagt, dass er sie liebt. Dass sie seine Traumfrau ist. Seine einzige große Liebe.
Sie war so glücklich gewesen. Und jetzt?
Wenn es ihm nicht gut ging, müsste er eigentlich im Bett liegen. Oder wenigstens zu Hause sein?
„Vertrauen ist gut, Kontrolle ist besser“, dachte Meike.
Hastig tippte sie seine Festnetznummer.
„Brandes“, hörte sie die Stimme seiner Mutter.
„Hallo, hier ist Meike. Ist Tom da?“
„Ach, Meike!“ Toms Mutter verstand sich gut mit ihr. „Tut mir Leid. Tom wollte in die Stadt. Ich glaube, die treffen sich im Alles-Ist-Gut, oder wie die Kneipe heißt.“
„Ah ja. Dann mach ich mich mal auf den Weg.“
Meike bemühte sich, ihre Stimme unter Kontrolle zu behalten. Ihr Magen rumorte nervös.

„Grüß ihn von mir“, lachte die Mutter und legte auf.
„Ja, ich grüß ihn“, dachte Meike. „Und er wird sich tierisch darüber ärgern!“
Sie schloss die Augen und lehnte ihr heißes Gesicht an die Fensterscheibe.
Tom hatte gelogen. Er hatte sie also angelogen. Irgendwie hatte sie es gewusst. Irgendwie hatte sie schon seit einer Woche gewusst, dass all seine Erklärungen nur Ausreden waren. Dumme Sprüche, um sie nicht zu treffen.
Er hatte eine andere. Garantiert hatte er eine andere.

Als Meike durch das Fenster ins Alles-Ist-Gut schaute, merkte sie, dass sie sich geirrt hatte. Tom saß nicht mit einem anderen Mädchen knutschend in der Ecke. Er hockte mit Kalle, Sam, Bastian und Stulle um den großen runden Ecktisch und knobelte. Der Becher wanderte. Die Kumpel lachten. Große Biere standen auf dem Tisch.

Das war's also. Da saß der kranke Tom mitten unter den Freunden, lachte, trank und spielte. Eigentlich hätte Meike jetzt erleichtert sein können. Es gab keine andere. Sie war und blieb Toms einzige Freundin. Trotzdem war sie nicht wirklich glücklich.

Zu dieser Clique gehörte sie nicht. Sie war ein Mädchen. Sie war erst vierzehn.
Und sie konnte nicht knobeln.
Und was noch schlimmer war: Sie konnte Stulle und Bastian nicht ausstehen. Sie konnte Sam und Kalle nicht leiden. Sie konnte über keinen ihrer doofen Witze lachen.
Und sie mochte kein Bier.
Genau genommen fand sie Bier und die Kumpel sogar total ekelig.
Und jetzt, genau in diesem Moment, sah Tom auf und schaute zum Fenster. Ihre Augen trafen sich. Meike sah, wie er enttäuscht das Gesicht verzog.

„Da ist Meike“, konnte sie ihm von den Lippen ablesen. Nun blickten auch die anderen zum Fenster.
Meike ahnte, was sie sagten.
Diese blöde Tussi. Was macht die denn hier? Hat die kein Zuhause?
Es wäre blöd gewesen, jetzt wegzugehen.
Meike atmete einmal kurz durch und betrat die Kneipe. Tapfer schritt sie auf den runden Tisch zu.
„Na!“ Tom drückte ihr einen Kuss auf die Wange. Sein Atem stank nach Bier.
Die Jungen hatten wieder angefangen, zu knobeln.
„Pasch eins!“ Stulle reichte den Knobelbecher weiter. Sam glaubte ihm. „Pasch drei!“
„Hallo!“ Tom rückte ein bisschen an die Seite, damit Meike sich neben ihn setzen konnte.
„Wir sind hier gleich fertig.“
„So krank siehst du nicht aus“, stichelte Meike.
„Oh, mir geht's auch schon viel besser!“
Tom nahm einen großen Schluck Weizenbier.
Meike warf einen Blick auf seinen Bierdeckel.
Sechs Striche. Das war verdammt viel.
„Was trinkst du?“, wollte der Wirt von ihr wissen.

„Ne Cola."
„Bist du denn schon sechzehn?"
Die Knobelrunde hielt für einen Augenblick in ihrem Spiel inne. Alle sahen Meike an.
„Sie freuen sich, dass sie mich gleich wieder los sind", dachte Meike verzweifelt.
„Ich werde nächste Woche sechzehn", log Meike und hoffte, es würde erwachsen klingen.
Der Wirt kniff verärgert die Augen zusammen.
„Hab schon genug Ärger am Hals", brummte er. „Die eine Cola trinkst du, und dann verschwindest du wieder, ist das klar?"
„Danke."

2.

Die Cola war schneller getrunken, als Meike lieb war. Die anderen knobelten weiter. Trotzdem schienen sie nicht mehr so viel Spaß zu haben.
„Mensch, ich geb's auf!“, stöhnte Kalle. „Hab sowieso verloren. Also, die nächste Runde geht auf mich!“
„Ich nehm noch 'n Weizen!“, rief Tom und hob sein leeres Glas.
„Tom“, zischte Meike leise. „Du hast schon sechs Striche. Das ist viel zu viel.“
Und sie knabberte an seinem Ohrläppchen. „Komm, lass uns hier verschwinden.“
Tom verzog das Gesicht. „Lass mich!“
Stulle grinste. „Wisst ihr was, meine Süßen? Ich glaube, Ihr wollt mal ein bisschen allein sein, was?“
Sein Grinsen wurde breiter. Jetzt streifte sein Blick Meikes Busen. Nur ganz kurz. Aber es war Meike ziemlich unangenehm. Ihr Busen war irgendwie nichts, auf das sie besonders stolz war. Ziemlich klein und unterentwickelt.
„Hier! Macht euch mal ein paar hübsche

Stunden.“ Stulle warf Tom lässig seinen Hausschlüssel zu. „Ein Kasten Bier steht auch da!“
Tom griff ungeschickt in die Luft. Aber er verfehlte. Der Schlüssel fiel Meike vor die Füße.
Stulle zwinkerte Meike zu.
„Grubenstraße 9, dritter Stock.“ Er grinste.
„Und viel Spaß!“
Viel Spaß! Das klang gleichzeitig wie das Wort zum Sonntag. Meike stand auf. Sie war hier nicht mehr gefragt. Die Jungs wollten allein weiter feiern. Und wenn Meike mit Tom zusammen sein wollte, mussten sie eben beide loswerden – Tom und Meike. Irgendwie war Meike das Recht. Sie konnte die Clique sowieso nicht ausstehen.
„Danke“, sagte sie.
Aber eigentlich fühlte sie sich ziemlich unwohl.
Natürlich wollte sie lieber mit Tom allein sein.
Aber in einer fremden Wohnung?
Das war ein bisschen zu nah.
Tom kletterte von der Eckbank und ging zur Theke. Den Bierdeckel in der Hand.
Dabei schwankte er leicht.
„Wollte den Deckel zahlen.“
Der Wirt kassierte. Meike legte das Geld für ihre Cola auf den Tisch. Dann hakte

sie sich bei Tom unter. „Komm, gehen wir.“
„Tschüssi, ihr Süßen!“, rief Kalle.
Tom lallte eine Antwort. Meike sagte nichts.

Die Grubenstraße lag in der Altstadt, nicht weit von der Kneipe Alles-Ist-Gut entfernt. Tom schwankte nun stärker, und Meike hatte Mühe, ihn in die richtige Richtung zu lenken.
„Warum musst du bloß immer so viel trinken?“
Tom stolperte.
„Das ist nun mal so“, murmelte er mühsam.
„Ich bin so. Das musst du akpez – akpez –“
„Akzeptieren“, fauchte Meike genervt.
Tom wiederholte das Wort nicht. Er war damit beschäftigt, einigermaßen gerade zu gehen.
Endlich waren sie in der Straße angekommen, in der Stulles Wohnung lag. Stulle war schon 18 und machte eine Ausbildung zum Maler. Als er die Ausbildung angefangen hatte, war er sofort zu Hause ausgezogen.
„Bei meinen Alten kriege ich ’n Koller“, hatte er immer gesagt.

„Nett, dass wir in Stulles Wohnung dürfen“, sagte Meike, nur um etwas zu sagen.
In Wirklichkeit aber war ihr mulmig zu Mute.
Sie stiegen die Treppen hinauf. Tom polterte ziemlich laut. Das war Meike peinlich.
„Kannst du nicht leiser sein?“
Aber Tom konnte nicht. Er war froh, die Richtung zu kriegen. Das Treppengeländer an der einen Hand, Meike an der anderen, so ging es einigermaßen.
„Markus Krüger“, stand in Druckbuchstaben am Klingelknopf. Das war Stulles bürgerlicher Name.
Der Schlüssel passte. Tom und Meike betraten die Wohnung.

Es roch nach Bratkartoffeln, Biomüll und Zigaretten.
Meike ekelte sich ein bisschen.
Auf dem Tisch stand noch das Geschirr vom Mittagessen. Überall waren volle Aschenbecher, und auf dem Sofa und auf dem Boden

lagen dreckige Jeans, T-Shirts und Socken.
„Bah, stinkt das hier!“, stöhnte Meike.
Sie öffnete ein Fenster.
Tom ließ sich mit einem Plumps auf die Matratze fallen, die in der Ecke des Zimmers lag.
Er breitete die Arme aus.
„Komm her!“
Meike zögerte. Dann setzte sie sich neben Tom auf die Matratze. Sofort griff Tom nach ihr und zog sie neben sich.
„Schön, mal mit dir ganz allein zu sein.“
Sein Atem roch nach Bier. Er küsste sie. Seine Zunge fuhr in ihren Mund. Der Biergeschmack ekelte Meike nur noch mehr.
Sie machte sich gewaltsam los und stand auf.
„Lass mich mal, Tom. Ich will nicht.“
Doch Tom hatte jetzt Lust bekommen.
„Aber ich“, sagte er. Seine Arme griffen wieder nach ihr. Er zog an ihrem T-Shirt.
„Vorsicht. Du reißt es kaputt!“
„Na und!“ Er lachte.
Meike ließ sich wieder neben ihn fallen.
Sofort umarmte er sie. Seine Hände glitten unter ihr T-Shirt.
„Lass das!“ Meike versuchte, seine Hände zu greifen. Aber sie schienen überall zu sein.

„Komm, hab dich nicht so", keuchte er. „Wir sind endlich mal allein. Komm schon!" Jetzt fummelte er an ihrem BH herum. Sein Atem stank widerlich. Meike würgte. Mit einem Satz fuhr sie auf und sprang aus dem Bett. Er versuchte, hinterher zu kommen. Aber er schaffte es nicht. Mit einem dumpfen Knall fiel er auf den Boden. Ungeschickt versuchte er, sich aufzurichten.

„Komm doch, Meike", lallte er. „Ist doch schön mit uns. Komm doch!"

Meike hatte Mühe, ihre Panik zu unterdrücken. Jetzt hatte sich Tom aufgerichtet. Er drehte sich zu ihr um und ging ein paar Schritte auf sie zu.

Mit einem Satz war Meike an der Tür.

„Du willst es doch auch!", hörte sie ihn noch rufen.

Dann war sie auf dem Flur, dann auf der Treppe, dann an der Haustür.

In der Wohnung über ihr klirrte etwas. Egal! Was kümmerte es sie.

Andererseits, vielleicht lag Tom jetzt mitten in der Wohnung. Vielleicht hatte er sich verletzt. Meike zögerte einen Augenblick. Dann hörte sie, wie sich die Wohnungstür öffnete.

„Meike!“, brüllte Toms Stimme durch das Treppenhaus.
Das genügte! Meike riss die Haustür auf und stürmte aus dem Haus.
Sie rannte, so schnell sie konnte.

3.

Sie lief die Straße entlang. An der Brücke drehte sie sich um. War da eine wankende Gestalt? Tatsächlich. Tom hatte es geschafft, aus dem Haus zu kommen. Jetzt schlug er ihre Richtung ein.
Meike begann wieder zu rennen.
Wie gut, dass er so betrunken war.
Ja, jetzt war Meike wirklich froh darüber.
Denn in diesem Zustand war er wirklich langsamer als sie.
Sie stürmte über die Straße und stolperte direkt in ein Fahrrad.
„Ahh!"
Plötzlich lag sie mitten auf der Straße. Das war so schnell gegangen, dass sie gar nicht darüber nachdenken konnte, wie es eigentlich passiert war. Außer eben, dass da dieser unbekannte Typ mit diesem Fahrrad stand und sich über sie beugte.
„Hast du dir wehgetan?"
„Weiß nicht."
Meike rappelte sich hoch. Sie warf einen Blick nach hinten. Toms wankende Gestalt

war bedenklich näher gekommen. Das war schrecklicher als dieser Sturz.
„Ich glaub, es ist nichts passiert", beeilte sich Meike zu sagen. „Tut mir Leid. War meine Schuld."
Wenn sie jetzt nicht verschwand, war Tom gleich zur Stelle. Darum strich sie dem fremden Typen nur kurz über den Arm.
„Keine Sorge. Ich komm schon klar!", und setzte sich erneut in Trab.

Sie rannte die Straße entlang und bog dann in eine kleine Seitengasse ein. Und wohin jetzt? Gehetzt blickte Meike sich um. Da war der Radfahrer wieder neben ihr.
„Hör mal, du blutest doch", sagte er und zeigte auf Meikes Ellebogen. Erst jetzt sah Meike, dass sie eine große Wunde hatte.
„Macht nichts. Heilt wieder."
Sie hörte Schritte, und auch der Fremde neben ihr schien sie wahrzunehmen.

Tom kam die Straße entlang.
Meike drückte sich gegen die Hauswand der Seitengasse und, oh Wunder, Tom torkelte vorbei.
Der Unbekannte schien zu merken, dass er es war, vor dem Meike davonlief. Er verhielt sich ganz still und verfolgte die Szene mit wachen Augen.
Als Tom vorbei war, sah er Meike fragend an.
„War er es?“
Meike nickte.
„Warum bist du vor ihm weggelaufen?“
Meike war sich unsicher, ob sie dem Typen etwas erzählen sollte. Sie kannte ihn doch gar nicht.
„Ist ja egal. Kleiner Streit und so.“
Der Typ nickte.
„Kann passieren.“
Er betrachtete sie aufmerksam. Das verunsicherte Meike. Irgendwie hatte sie das Gefühl, dass er mehr kapierte als andere Jungs.
„Ich wohne hier vorne. Gleich eine Straße weiter. Komm mit. Dann kann ich dir wenigstens ein Pflaster geben“, schlug er vor.
Meike seufzte. „Na gut. Wenn's dir dann besser geht.“

Sie betrachtete ihre aufgeschürften schmutzigen Hände. „Dann kann ich mir auch kurz meine Hände waschen.“
Sie bogen eine Straße weiter in eine kleine Gasse. An einem älteren Mehrfamilienhaus hielt der Junge an und lehnte sein Fahrrad an die Hauswand. Dann zog er einen Schlüssel aus der Tasche. „Hier wohne ich.“

Mit einem Mal ging Meike ein Licht auf.
War sie denn total bescheuert? Hatte sie denn verdammt noch mal nichts aus ihrem Abend gelernt? Hier war ein Typ, den sie nicht kannte. Mit dem konnte sie doch nicht einfach in eine fremde Wohnung gehen.
Selbst Tom, den sie gut kannte, war ihr gleich an die Wäsche gegangen. Typen waren so! Die schleppten einen ab und dann grabschten sie gleich an einem herum.
Der Junge schien zu merken, dass Meike zögerte.
„Du musst keine Angst haben“, sagte er. „Ich hole dir wirklich nur ein Pflaster.

Wenn du willst, kannst du auch hier unten warten."
„Schon okay", sagte Meike, aber sie war immer noch auf der Hut.
„Ich würde ja auch gerne meine Hände waschen." Sie trat in den Hausflur. „Wohnst du allein?"
„Nein", antwortete der Junge. „Ich wohne mit meiner Mutter zusammen."
Das klang irgendwie schon besser, fand Meike. Mütter waren in der Regel ungefährlich.
Er stieg eine Treppe hinauf. Meike folgte ihm. Als er die Wohnungstür aufschloss, bemerkte Meike gleich, dass die Wohnung dunkel war. Kein Lichtschein drang aus irgendeinem Zimmer.
Sofort blieb Meike stehen.
„Deine Mutter scheint aber nicht da zu sein", sagte sie wachsam.
Der Junge lächelte. „Bingo. Sie ist schon seit ein paar Wochen verreist." Er schaltete das Licht ein. Der Flur sah ziemlich aufgeräumt aus. „Deswegen kannst du trotzdem reinkommen. Ich tue dir schon nichts."
„Das sagen sie alle", erwiderte Meike und bewegte sich nicht von der Stelle.

Wieder lachte der Typ.
„Also, ich sollte mich vielleicht mal vorstellen. Dann geht es dir bestimmt schon besser mit mir. Ich heiße Richard, bin 16 und gehe in die 10. der Erich-Kästner-Schule. Okay? Und jetzt du."
„Meike Sander, 14, 8. Klasse, Büchnerschule, Eltern geschieden, eine Schwester."
„Willkommen im Club", grinste Richard. „Meine Eltern sind auch geschieden. Ich hab auch eine Schwester, aber die lebt bei meinem Vater."
Bei Meike läuteten immer noch die Alarmglocken. Auch wenn dieser Typ, dieser Richard, ziemlich nett aussah und sehr offen wirkte, konnte er doch ein Wolf im Schafspelz sein.
Tom war auch irre nett. Aber wenn er besoffen war, war er ekelig.
Der Gedanke an Tom ließ ihre Sorgen wieder größer werden. Wo er jetzt wohl war?
Und ob er in dem Zustand nach Hause fand?
Zufällig fiel ihr Blick auf den großen Spiegel, der im Flur an der Wand hing. Und da glaubte sie, ihren Augen nicht zu trauen. Sie sah entsetzlich aus. Kreidebleich mit schwarzen Spuren im Gesicht, als wenn sie geweint hätte.

Ihre braunroten Haare hingen strähnig herunter, und ihr Lippenstift war an der einen Seite verschmiert.
Meike vergaß ihre guten Vorsätze und trat an den Spiegel.
„Um Himmels Willen. Das bin doch wohl nicht ich!"
Richard lächelte.
„Was meinst du, warum ich dich mitgenommen habe?"

4.

Im Badezimmer dieser unbekannten Wohnung dieses unbekannten Typen hatte Meike das Gefühl, wieder zu sich selbst zu finden.
Sie wusch ihr Gesicht. Sie kämmte ihre langen Haare. Und sie säuberte ihre Wunde am Arm vorsichtig.
Ob es wohl hier auch Mascara oder Lippenstift gab? Auch gegen Make up hätte Meike nichts einzuwenden. Sie sah so blass aus, und ihre Sommersprossen, die über ihr ganzes Gesicht verteilt waren, traten so deutlich hervor.
Leise öffnete Meike den Badezimmerschrank. Donnerwetter. Hier gab es eine ganze Kosmetikausstellung. Ob die Mutter gar nichts mitgenommen hatte?
Meike griff zu. Zunächst mit schlechtem Gewissen, dann immer hemmungsloser.
Sie cremte Make up in ihr Gesicht, malte sich die Lippen an und probierte zuletzt den dunkelblauen Eyeliner für die Augen.
Noch ein letzter Blick in den Spiegel. Okay! So konnte sie sich sehen lassen.

„Wow!“, gab Richard von sich, als sie zu ihm ins Wohnzimmer kam. „Du siehst ja cool aus.“ Er lächelte. Dabei bildeten sich senkrechte Falten vom Kinn bis zu den Wangenknochen. „Obwohl du mir mit den schwarzen Streifen im Gesicht auch ganz gut gefallen hast. Da sahst du irgendwie so ein bisschen – naja, verloren aus.“

Meike schluckte. „Das habt ihr Typen ja gerne“, fauchte sie. „Wenn wir Frauen so wehrlos aussehen.“

Richard rollte einen langen Streifen Pflaster aus und schnitt mit der Schere sorgfältig ein Stück ab.

„Klar“, grinste er dann. „Und wenn wir auch noch eure Wunden heilen können, kommt der heimliche Krankenpfleger in uns voll zum Einsatz.“

Er zog die beiden weißen Streifen ab und klebte Meike das Pflaster auf den Arm. Seine warmen Finger auf ihrer kalten Haut. Einen Moment nur. Dann trat er zum Tisch zurück. Gewissenhaft räumte er Pflasterreste und Schere zur Seite.

Meike stand unschlüssig in der Wohnung herum und wusste nicht, was sie sagen sollte.

Ordentliche Jugendliche gab es selten. Und Jungen, die ihren Müll freiwillig selbst wegräumten, hatte sie bis jetzt noch nie kennen gelernt.
„Das machst du ja richtig professionell“, spottete Meike ein bisschen.
Richard grinste. „Praktikum beim Roten Kreuz.“ Er zeigte auf den Sessel. „Magst du dich setzen? Ich hab Cola da und O-Saft.“
„Kein Bier?“, wunderte sich Meike. „Also, nicht dass du denkst, ich trinke das. Ich finde es sogar ekelig. Aber Jungs stehen doch auf so was.“
Richard zuckte die Schultern. „Es gibt halt Ausnahmen. Wie mich.“
Und dann sah er plötzlich traurig aus.

Meike spürte auf einmal, dass sie keine Angst zu haben brauchte. Dieser Typ sah nicht so aus, als wenn er gleich über sie herfallen würde. Er sah noch nicht mal so aus, als ob er sich besonders viel aus ihr machte.

Deshalb ließ sich Meike in den großen Fernsehsessel fallen.
„Also gut, ich trinke eine Cola. Und ich bleibe ein bisschen."
Sie blieb nicht nur ein bisschen, sie blieb sogar bis Mitternacht. Gemütlich saß Meike da in dem Sessel, Richard auf dem Sofa gegenüber, und sie redeten und redeten.
Meike konnte sich nicht erinnern, sich schon mal so offen mit einem Jungen unterhalten zu haben.
Seine braun-grünen Augen schauten sie ruhig und aufmerksam an, wenn sie redete.
Meike hatte das Gefühl, dass er mit jeder Faser seines Körpers zuhörte.
Manchmal lächelte er, nur ganz kurz.
Dann bildeten sich lange senkrecht stehende Falten von seinen Ohren bis zum Kinn.
Süß sah das aus. Und nicht nur das.
Irgendwie auch sympathisch.
Total sympathisch.
Die aus ihrer Klasse waren immer nur so furchtbar coole Angeber, die mit ihren Saufgelagen prahlten und von ihren Computerspielen laberten.
Richard war anders.

Er war ernst und wirklich total ruhig und ehrlich.
Man hätte ihm einen Dreifachmord beichten können, ohne dass er aus der Ruhe geraten wäre.

Hin und wieder überlegte Meike, ob sie ihm von Tom erzählen wollte. Aber sie tat es nicht. Sie wäre sich wie eine Verräterin vorgekommen.
„Wann kommt eigentlich deine Mutter zurück?“, fragte sie irgendwann.
Richard zuckte die Schultern. „Das kommt drauf an“, sagte er leise.
Meike sah ihn verwundert an.
„Worauf an?“
Richard schwieg eine Weile. Da merkte Meike, dass sie ein heikles Thema angesprochen hatte.
„Du musst es mir auch gar nicht sagen!“, rief sie schnell.
Doch Richard winkte ab. „Sie macht eine Therapie“, erzählte er dann. „In einer Entzugsklinik für Alkoholkranke.“

Meike schluckte. „Ist sie – ist sie ...“
Richard nickte. „Sie ist Trinkerin“, sagte er offen. „Aber sie hat sich endlich entschieden, das zu ändern.“
Wieder hatte Meike Toms Gesicht vor sich. Ob Richard ihn auch als Trinker bezeichnen würde? Andererseits, so viel trank er schließlich auch nicht. Er trank ja auch nicht immer, und schon gar nicht irgendwelche harten Sachen.
„Mein Freund trinkt auch manchmal zu viel“, platzte Meike schließlich heraus.
Richard nickte. „Das habe ich gesehen.“
Hoops! Er hatte es bemerkt. Er hatte gesehen, dass Tom torkelte. Er hatte sich Gedanken gemacht, warum sie weggelaufen war.
Mit Sicherheit hatte er die Zusammenhänge schon lange durchschaut.
„Aber so’n echter Alki ist er auch wieder nicht“, versuchte Meike, ihn zu verteidigen. „Er trinkt nur Bier und keine harten Sachen.“
Richard sagte nichts dazu.
Verdammt noch mal, warum guckte er jetzt so mitleidig. So schlimm war doch die Beziehung überhaupt nicht. Sie war eigentlich sogar richtig gut. Bis auf die letzten Tage halt.

Oder die letzten Wochen.
Es war ungemütlich geworden.
Meike stand auf.
„Ich muss gehen."
„Sehe ich dich mal wieder?" Das war Richard.
Ob er sich doch was aus ihr machte?
Meike lächelte. „Gerne. Ich geb dir mal meine Handynummer."
Als sie ein paar Minuten später ging, hatte sie das Gefühl, einen guten Freund gefunden zu haben.

5.

Meike erwachte am nächsten Tag erst gegen Mittag. Laute Musik tönte aus dem Nebenzimmer.

„Ole, wir fahren nach Barcelona, ole ole ...“

Meike zog sich die Decke über den Kopf. Ihre kleine Schwester hörte schon wieder WDR 4. Das war nicht zum Aushalten. Kleine Schwestern müssten sowieso schon verboten werden, aber wenn sie auch noch WDR 4 hörten, sollten sie sofort ins Heim für Schwererziehbare gebracht werden.

Stefanie schien genau zu wissen, wie sie ihre Schwester aus dem Bett holen konnte. Sie drehte die Musik noch ein bisschen lauter.

Meike hielt es nicht mehr aus. Sie würde diesem Miststück jetzt auf der Stelle den Hals umdrehen.

Mit einem Satz war sie aus dem Bett.

„Du Blag!“ Sie schnappte Stefanie direkt hinter ihrer Zimmertür, wo sie sich gerade mit ihrem Radio niederlassen wollte.

Stefanie schrie und versuchte, zu entkommen.

„Ich knall dir eine, du blödes Arschgesicht.

Du kleiner Hosenscheißer, du Scheiß-Mistvieh von ..."
Stefanie schrie, als würde sie erstochen.
Das machte Meike nur noch wütender.
Jedes mal machte sie es so. Erst brachte sie ihre Schwester zur Weißglut, und dann schrie sie laut um Hilfe.
„Meike!", war nun die Mutter zur Stelle.
„Meike, lass das. Du solltest in deinem Alter ... Meike! Lass Stefanie in Ruhe!"
Meike war nun so wütend, dass sie am liebsten auch noch ihre Mutter verprügelt hätte.
Immer hielt sie zu diesem kleinen Biest.
„Ole ole", dröhnte die Musik weiter. „Kommt alle mit zum Puff nach Barcelona."
Stefanie versuchte, sich zu befreien.
„Wenn du mich umbringst, weißt du gar nicht, wer dich angerufen hat", quietschte sie.
Meike ließ ein bisschen lockerer. „Wer denn?"
„Sag ich nicht, wenn du mich so fest drückst."
Stefanies Stimme war jetzt fordernder.
Sie wusste plötzlich, dass sie ihre große Schwester in der Hand hatte.
Meike lockerte ihren Griff. „Sag es!"
„Dann lass mich los!" Jetzt hatte Stefanie Oberwasser.

Oh, dieses Mistvieh war so schrecklich.
So widerlich. So gemein und nervig!
Wie oft hatte sich Meike schon gewünscht, Einzelkind zu sein.
Seit ihr Vater sich vor fünf Jahren von ihnen getrennt hatte, ging die Mutter wieder den ganzen Tag arbeiten, und dann war immer Meike gezwungen, auf diesen Tyrannen von Schwester aufzupassen.
Eigentlich war es wirklich ein Wunder, dass Stefanie immer noch lebte!
Meike gab nach und ließ Stefanie los.
„Also bitte. Und nun sag schon!“
Stefanie legte den Kopf schief und stemmte ihre Arme in die Hüften.
„Jetzt entschuldige dich erst mal!“
Das ging nun aber wirklich zu weit.
Meike schnappte sich das trällernde Radio und riss das Fenster auf.
„Weißt du was? Wenn du nicht gleich sagst, wer es war, schmeiße ich das dudelnde Ding aus dem Fenster.“
„Ich schenke dir einen Rosenstrauß, und sage dir, ich hab dich lieb“, trällerte nun eine schmalzige Männerstimme.
Nun reichte es Frau Sander endgültig.

„Hört auf, ihr Zwei!“, schimpfte sie. „Und damit du’s weißt, Meike. Tom hat angerufen. Schon vor zwei Stunden. Er wartet auf deinen Rückruf.“

„Tom!“ Meike starrte auf die Uhr. „Vor zwei Stunden?“
Sie war so verblüfft, dass sie gar nicht bemerkte, wie Stefanie sich an ihren Arm hängte und ihr Radio rettete.
„Der ist total verknallt in dich!“, zischte sie. „Warum, ist mir echt ’n Rätsel. Schön bist du nicht, nett bist du nicht, und klug bist du auch nicht.“
„Na, dann wirst du wohl erst recht keinen Freund abkriegen“, schoss Meike zurück.
Stefanie schmollte und verzog sich in ihr Zimmer.
Meike ging zum Telefon.
„Vergiss die Billigvorwahl nicht!“, rief ihr die Mutter nach. „Denk an die Telefonrechnung!“
Okay. Sie hatte Recht. Meike hing immer und ewig am Telefon. Aber um diese Zeit an einem

Sonntag hatte sie noch nie mit Tom telefoniert. Der schlief nämlich immer bis nachmittags. Aufgeregt wählte sie seine Nummer.
„Ja!“
Tom nannte nie seinen Namen. Immer nur ein knurriges Ja, dann wusste sie, dass er an der Leitung war.
„Ich bin’s, Meike.“
„Ach, Meike!“ Die Stimme klang sofort freundlicher. Eigentlich sogar richtig liebevoll.
„Hör mal, es tut mir so Leid wegen gestern. Ich wollte – ich war – also es war so, dass –“
„Ist schon okay!“
Meike war unendlich erleichtert. Sie hatte schon Angst gehabt, Tom könnte Schluss machen.
„Du hast ja Recht gehabt. Ich trinke einfach zu viel“, fuhr Tom nun fort. „Darum war ich gestern auch so blöd zu dir.“
„Vergiss es!“
„Können wir uns heute sehen? Heute Nachmittag oder abends? Ich habe so Sehnsucht nach dir!“
In Meikes Magen grummelte es, als wenn Schmetterlinge sanft mit den Flügeln schlugen. Ich habe solche Sehnsucht nach dir!

Wann hatte Tom so etwas das letzte Mal gesagt?
Vielleicht ganz am Anfang, als sie sich auf diesem Schulfest kennen gelernt hatten.
Aber ganz sicher war sie sich nicht.
„Ich würde dich auch gerne sehen“, sagte sie.
„Also um fünf? In der Stadt?“
„Ich bin dabei!“ Meike freute sich riesig.
„Bis nachher!“
„Ich liebe dich!“
„Ich dich auch!“
Sie legte den Hörer auf.
„Ich dich auch!“, flötete Stefanie nun.
Wie Meike sie kannte, war ihr kein Wort entgangen.
„Warum sich dieser Typ ausgerechnet in dich verknallt hat, ist mir ’n Rätsel!“, zischte sie weiter.
„Tja, und zum Rätsel lösen bist du zu doof!“, schoss Meike zurück.
Dann ging sie ins Badezimmer und drehte die Dusche an.
Heute würde sie niemand mehr aus der Ruhe bringen. Selbst Stefanie nicht.
Heute war ein großartiger Tag.
Tom liebte sie. Nur sie!

6.

Der Tag war unvergesslich schön. Zuerst gingen sie Hand in Hand durch den Schlosspark. Dann aßen sie ein Eis. Tiramisubecher bei Piccoli.
Dann ließen sie sich auf einer Bank nieder und schauten den Wasserspielen der Brunnen zu.
Die Luft war noch heiß.
Tom legte den Arm um ihre Schulter.
„Ich liebe dich", flüsterte er leise und knabberte an ihrem Ohrläppchen.
Meike schloss die Augen. Dieser Moment war wunderschön.
„Es war so dumm von mir, dich gestern so anzugrabschen", murmelte er. „Es tut mir so Leid. So schrecklich Leid."
„Ist schon okay", lächelte Meike, ohne ihre Augen zu öffnen. „Ich weiß eigentlich schon gar nicht mehr, wovon du redest."
Er küsste sie. Diesmal schmeckte sein Kuss nicht nach Bier. Er schmeckte nach Pfefferminzbonbons. Nach Kaugummi oder Zahnpaste. Das war schon was anderes.

Meike ließ sich seufzend ein bisschen tiefer auf die Bank sinken.
Nase an Nase, Lippen an Lippen. Der Kuss dauerte ewig.
Irgendwann setzte er sich wieder und starrte vor sich hin. Meike drehte sich herum, legte ihren Kopf auf seinen Schoß, Rücken und Beine auf die Bank.
So ließ es sich aushalten. Der Himmel war immer noch hell. Auch wenn es langsam Abend wurde.

Tom streichelte ihre Haare. Wickelte dann eine ihrer rotbraunen Strähnen um seinen Zeigefinger.
Eine Weile schwiegen sie.
„Ich habe ein Problem“, begann er plötzlich.
Meike wartete.
Sie hatte es geahnt. Hatte es gehofft. Hatte es gewusst. Er würde jetzt von seinem Alkoholproblem sprechen.
Und dann konnte sie ihm auch eine Menge erzählen. Von Richard konnte sie ihm berichten. Und von Richards Mutter.

Vielleicht würde er auch eine Therapie machen. Dazu konnte sie ihn nur ermuntern.
Tom schwieg eine Weile.
„Erzähl“, ermunterte sie ihn schließlich.
„Vielleicht kann ich dir helfen.“
„Ja, vielleicht“, entgegnete Tom.
Meike schloss die Augen und wartete.
„Es ist so“, begann Tom. „Ich habe gestern meinen Deckel nicht bezahlt.“
Meike war plötzlich hellwach. Das klang nicht nach Alkoholproblem. Das klang auch nicht nach Therapie.
Was wollte er von ihr?
„Es ist nicht mein erster Deckel, den ich in dem Laden rumliegen habe“, fuhr Tom fort.
„Und der Wirt hat gesagt, heute müsste ich den einen bezahlen. Sonst gäb's Ärger.“
Meike spürte eine maßlose Enttäuschung.
Das war es also. Er wollte Geld. Er wollte keine Hilfe von ihr. Nur Geld.
„Weißt du“, begann Tom von Neuem. „Ich höre wirklich auf zu trinken. Ich will nicht mehr.“
Sie öffnete ihre Augen und sah Tom an.
Traurig und ernst sah er aus.
„Der Suff hat mir wirklich schon viele Probleme gemacht.“

Tom starrte immer noch vor sich hin. „Darum. Wenn ich meine Schulden los bin, kann ich ein völlig neues Leben anfangen. Ohne Bier und Schnaps. Nur Wasser und Cola, viel Sport", er lächelte. „Und dich!"
Jetzt streichelten seine Hände ihre Wangen. „Du bist meine Traumfrau, Meike. Meine Prinzessin. Mein größter Schatz. Ich liebe dich. Über alles."

„Wie viel?", fragte Meike.
„Was?"
„Wie viel Geld brauchst du?"
Tom rutschte unruhig hin und her.
„So um die achtzig Euro."
„Waaaas?"
Mit einem Satz richtete sich Meike auf und starrte Tom an. „So viel Geld? Das ist ja Wahnsinn! Wann hast du das denn angestaut?"
Sie setzte sich wieder neben ihn und starrte ihn von der Seite an. Seine Augen waren rot, das Gesicht von vielen kleinen roten Pickeln durchzogen.

Müde sah er aus. Und irgendwie auch ganz schön fertig.
Man sah Tom an, dass er am liebsten in einem Mauseloch verschwunden wäre.
„Es ist nicht allein meine Schuld“, klagte er. „Die anderen haben auch ganz schön gesoffen. Und dann muss man ja auch mal einen ausgeben. Damit man nicht so kniepig aussieht.“ Er hatte sich jetzt in Rage geredet. „Überhaupt finde ich geizige Leute ziemlich zum Kotzen.“
„Ich auch“, gab Meike zu. „Aber Menschen, die Geld ausgeben, das sie überhaupt nicht haben, finde ich noch viel schlimmer.“
Tom zog unglücklich die Augenbrauen zusammen.
„Du musst es mir ja nur leihen“, fuhr er fort. „Ich geb es dir zurück, wenn ich es habe.“
Meike schwieg. Hundertzwanzig Euro hatte sie auf ihrem Konto angespart. Das meiste war von der Konfirmation.
Und jetzt sollte sie Tom einfach so achtzig Euro in den Hintern schieben? Wer wusste denn, ob er es nicht gleich wieder ausgab. Andererseits, wenn er wirklich aufhören wollte zu trinken, musste er eine neue

Chance bekommen, und zwar ohne Schulden. Das war klar. Sonst würde er immer wieder an sein altes Leben erinnert werden.
„Wie willst du es mir denn zurückzahlen?“, fragte Meike misstrauisch.
„Ich hab ’n Job in den Ferien. Auf dem Bauhof. 8 Euro die Stunde.“
Sie saßen jetzt nebeneinander. Vorsichtig streckte Tom wieder seinen Arm aus.
Die Banklehne entlang. Schließlich legte er ihn vorsichtig auf Meikes Schultern. Meike blieb kerzengerade sitzen.
Behutsam streichelte Tom ihre Oberarme mit dem Daumen.
„Wirst schon sehen. 8 Stunden am Tag sind 64 Euro, das Ganze mal 10 Tage sind, em, 640, schlappe 640 Euro.
Da kriegst du dein Geld schon nach zwei Tagen zurück. Und Zinsen, wenn du willst.“
Meike schüttelte den Kopf.
„Nee, will ich nicht. Kannst mich ja dann auf eine Pizza einladen.“
Sie überlegte. Sommerferien waren in zwei Monaten. So lange konnte sie wirklich auf das Geld verzichten.

Sie stand auf.
„Na gut."
„Jetzt sofort?"
„Von mir aus."

Hand in Hand gingen sie zur Sparkasse.
Das Gebäude war schon geschlossen.
Meike musste sich mit der Karte Eintritt in den Eingangsbereich verschaffen, in dem der Bankautomat stand.
Tom folgte ihr.
Sie steckte die Karte hinein und drückte auf den Knopf, auf dem „Auszahlung" stand.
„Geben Sie Ihre Geheimzahl ein", forderte der Automat.
Tom stand direkt neben ihr. Meike zögerte.
Sie wollte nicht, dass Tom ihr beim Eintippen der Zahl zusah. Aber sie mochte ihn auch nicht wegschicken. Das hätte ja zu misstrauisch ausgesehen.
„3329" tippte sie ein, so schnell sie konnte.
Dabei hoffte sie, dass Tom es nicht gelungen war, ihren Bewegungen zu folgen.

Auf dem Monitor waren kleine Sternchen zu sehen.
Der Bankautomat ließ keine 80 Euro Auszahlung zu. Nur 50er oder 100er.
100 Euro Auszahlung tippte Meike in den Geldautomaten. Es ratterte einen Moment lang. Dann schob der Automat erst die Karte und dann das Geld nach draußen.
„Restbetrag 20 Euro", meldete er dann.
Meike seufzte. Wenn das ihre Mutter wüsste, würde sie ganz schön Ärger kriegen. Ihre Mutter hielt nicht so viel von Tom.
„Wenn Freunde nur noch Geld brauchen, sollte man sich andere suchen", sagte sie immer.
Noch am Geldautomaten reichte sie Tom die achtzig Euro.
„Danke", murmelte Tom und steckte das Geld in seine Hosentasche.
„Pass auf, dass du es nicht verlierst."
„Hältst du mich für blöd?"
Ja, hätte Meike am liebsten gesagt, aber das verkniff sie sich.
Tom starrte nun auf die zwanzig Euro in ihrer Hand.
„Und was machst du damit?"
„Davon kaufe ich mir noch ein schickes T-Shirt",

erklärte Meike und steckte es schnell in ihre Tasche. Es fehlte noch, dass Tom das auch noch haben wollte. Gemeinsam verließen sie die Sparkasse.
Der Abend war irgendwie gelaufen.
Meike war traurig und bedrückt.
Sie hätte sich den Nachmittag schöner vorgestellt.
Andererseits, was wollte sie eigentlich mehr! Tom war lieb zu ihr gewesen. Er hatte ihr gesagt, dass er sie liebt. Und er hatte es ernst gemeint. Das hatte sie ihm angesehen.
Geldnot – das konnte schließlich jedem passieren.

7.

Meike stand auf dem Marktplatz und wartete. Sie wartete schon seit einer halben Stunde auf Tom. Sein Handy war aus, seine Mutter nicht zu erreichen. Wo in aller Welt steckte er? Noch heute in der Schule hatte er versprochen zu kommen.
Meike setzte sich auf das kleine Mäuerchen. Ihr war zum Heulen zu Mute.
Tom hatte sich ein paar Tage lang nicht bei ihr gemeldet. Heute endlich war er auf dem Schulhof auf sie zugekommen und hatte sie gefragt, ob sie mit ihm ins Kino gehen wollte. Matrix Reloded. Natürlich hatte sie zugestimmt. Auch wenn Matrix nicht gerade ihr Ding war.
Meikes Handy piepste. Das war bestimmt Tom mit einer Absage.
Meike öffnete die SMS.
„Bin im Sorbas. Hast du nicht Lust, auf eine Cola vorbeizukommen? Richard."
Richard! Meikes Herz machte einen erfreuten Hüpfer. Dass der Typ noch an sie dachte.

Seit dem Abend bei ihm hatte er nichts mehr von sich hören lassen.
Das Sorbas lag nicht weit vom Marktplatz entfernt. Sollte sie hingehen? Aber wenn Tom doch noch kam?
Andererseits hatte sie nun schon über eine halbe Stunde auf ihn gewartet. Das war sowieso ziemlich lang.
„Bin in 5 Minuten da“, tippte sie an Richard.

Richard saß allein an einem Tisch und winkte ihr zu.
„Bist du allein hier?“ Meike war echt erstaunt.
„Eigentlich saßen gerade noch vier Frauen um mich herum“, witzelte Richard. „Aber als du gekommen bist, sind sie weg.“
Meike wusste nicht, ob das ein Scherz sein sollte. Hatte Richard wirklich viele Freundinnen? Wundern würde es sie nicht. Er sah verdammt gut aus und war dazu noch total sympathisch. Solche Jungs hatten immer viele Freundinnen.

Sie setzte sich und sah sich in der Kneipe um. „Hier war ich noch nicht. Sieht nett aus", meinte sie.
Ihr Blick fiel auf die Gäste, die dort an der Theke saßen. Waren das nicht Bastian und Stulle? Tatsächlich. Sie erkannte Stulle an den vorstehenden Glupschaugen. Ob die beiden wohl wussten, was mit Tom war?
„Ich komm gleich wieder", sagte Meike zu Richard und stand schnell auf. Sie ging zu den beiden hinüber. Die saßen auf dem Barhocker und tranken Bier. „Hallo!"
„Ach, sieh an!" Stulle grinste. „Toms Geldgeber."
„Was?"
„Hast du für mich auch 'n paar Euro? Ich habe hier auch noch ein paar Deckel rumliegen."
Meike schluckte. Tom hatte es also seinen Freunden erzählt. Und wahrscheinlich hatte er sogar noch mit seinen Kröten geprahlt.
„Wisst ihr, wo Tom ist?", wollte Meike wissen. „Ich war nämlich mit ihm verabredet."
„Mit ihm verabredet?" Bastian grinste.
„Da kommst du zu spät. Wir haben den Guten gerade nach Hause geschleppt. Randvoll war er. Konnte kaum noch stehen."

Meike wich einen Schritt zurück. Ihre Augen funkelten.
„Ihr wollt mich wohl verarschen, was!“, fauchte sie. „Tom trinkt nicht mehr. Das hat er mir versprochen.“
Jetzt grinsten die beiden noch breiter.
„Tom trinkt nicht mehr“, wiederholte Bastian spöttisch. „Der hat nämlich jetzt eine Freundin, die er liebt und für die er alles tut. Auch das Saufen aufhören.“
„Ach, darum hat der den Tequila stehen gelassen“, lachte Stulle. „Ich habe gedacht, er wäre sternhagelvoll und könnte nicht mehr. In Wirklichkeit hat er ihn aus Liebe zu der Kleinen stehen lassen.“
Die beiden lachten schallend. Ihr Gelächter drang Meike durch Mark und Bein.
„Bongo, mach doch mal ’n Bier für die Kleine hier. Die tickt sonst ab.“
„Ich will kein Bier!“, zischte Meike. Sie drehte sich auf dem Absatz um und ging zu Richard zurück.
„Haste auch mal Knete für mich“, lachte Stulle noch hinter ihr her. „Tom sagte, du hättest noch ’n Zwanziger!“
Meike stiegen die Tränen in die Augen.

Sie war so wütend, so unendlich sauer und wütend, dass sie die beiden am liebsten ins Gesicht geschlagen hätte. Aber das wagte sie natürlich nicht. War ja klar, dass die beiden stärker waren.

„Was ist los?“, wollte Richard wissen,
als sie sich wieder zu ihm setzte.
„Du bist ganz blass.“
Meike ballte ihre Hand zur Faust.
„Ich hasse den Typen. Ich hasse ihn so!“,
flüsterte sie.
„Wen?“ Im Grunde wusste Richard schon,
dass sie Tom meinte.
„Er hat sich wieder so besoffen“, berichtete
Meike mit heiserer Stimme. „Von meinem
Geld. Obwohl er gesagt hat, er hört auf.
Er hat es mir sogar versprochen.“
„Du hast ihm Geld geliehen?“ Richard sah
jetzt ganz unglücklich aus.
„80 Euro. Das Geld von meiner Konfirmation.“
„Oh, so eine Scheiße!“ Richard war fast so
fertig wie Meike. „Das darfst du nicht machen.

Sie brauchen immer Geld. Und sie nehmen alles, was sie kriegen können."
„Der Tipp kommt leider zu spät."
Meike war kurz davor, zu weinen.
„Meine Mutter hat mir mein Geld sogar geklaut", erzählte Richard. „Mein Sparschwein aus meiner Kinderzeit, meine Cent, die ich in einer großen Flasche gesammelt hatte, mein Portemonnee, alles, alles, alles. Ich brauchte nur mal Wechselgeld liegen zu lassen. Zack, war es weg. Einmal hat sie sogar meinen Freund angebettelt." Seine Augen wurden schmal. „Mein Gott, was habe ich mich für sie geschämt."
Meike vergaß jetzt fast ihren eigenen Kummer.
„Wie schrecklich für dich", sagte sie.
„Was musst du durchgemacht haben."
Richard nickte. Dann winkte er dem Wirt zu.
„Zwei Cola, bitte."
Der Wirt nickte und füllte zwei Gläser.
„Es wurde erst besser, als ich gelernt habe, wie ich mich zu verhalten habe", erzählte er weiter. „Also, ich war ja bei den Alateens, und da lernst du echtes Verhaltenstraining. Und nicht nur das. Du lernst auch viele Leute kennen, denen es genauso geht."

„Das ist doch bestimmt schlimm. Wenn alle da rumsitzen und über Alkohol reden.“
Richard spielte mit einem Bierdeckel.
„Nö“, sagte er nachdenklich. „Für mich war es wirklich eine Hilfe. Mit vielen bin ich mittlerweile befreundet. Und ich weiß, dass ich zu ihnen gehen kann, wenn ich Hilfe brauche.“

Von der Theke waren nun freudige Begrüßungsrufe zu hören. Meike und Richard sahen sich um. Kalle war gekommen und fiel seinen beiden Kumpels um den Hals. Sie schlugen sich auf die Schultern und lachten.
Dann sagte Stulle leise etwas zu ihnen.
Wie auf Kommando blickten alle zu Meike hinüber und grinsten.
„Wie ich diese Typen hasse“, flüsterte Meike Richard zu. „Ich werde alles dran setzen, Tom von diesen Freunden wegzuholen.
Wenn er mit mir zusammen ist, geht es ihm gut. Und vielleicht ...“
Sie brach ab. Richard hatte jetzt den Kopf geschüttelt.

„Vergiss es!“
„Was?“
„Ihn von seiner Sucht wegzuholen. Dabei geht nämlich nur einer drauf! Du!“
Meike lachte, aber es klang ein wenig gequält.
„Quatsch. Ich bin ganz schön stark.“
Richard seufzte. „Wenn du wüsstest, wie oft ich diesen Gedanken hatte. Ich bin stark, ich schaffe es, meine Mutter davon wegzukriegen. Mit meiner Liebe schaffe ich es. Aber das ist völliger Blödsinn. Im Gegenteil. Im Grunde unterstützt man ja ihre Sucht.“
Meike glaubte ihren Ohren nicht zu trauen.
„Wie meinst du das?“, wollte sie wissen.
„Wieso unterstütze ich denn die Sucht?
Ich bitte Tom doch immer wieder, aufzuhören.“
„Du gibst ihm Geld“, erinnerte Richard sie.
„Du glaubst seine Lügen. Du gehst weiter mit ihm, obwohl er dich immer wieder hängen lässt.“
„Aber“, wollte Meike gerade anfangen, doch Richard unterbrach sie.
„Genau das!“, rief er. „Du findest für alles ein Aber.“
Meike schwieg. Was hätte sie auch dazu sagen sollen. Irgendwie hatte er ja Recht.

Der Wirt servierte jetzt die beiden Cola. „Cola!“, hörten beide jetzt Stulle lästern. „Saufen die beiden ’ne Cola. Sag mal, Kleine, was hast du dir denn da für einen Milchbubi angelacht? Weiß Tom davon?“

Meike holte tief Luft, um zu antworten, aber Richard trat unter dem Tisch gegen ihr Schienbein.

„Nicht!“, raunte er ihr zu. „Sag nichts. Die suchen nur Streit. Dann haben sie einen Grund, dir eine reinzuhauen.“ Er sah traurig aus. „Alkis haben eine Menge Wut auf sich selbst. Und um die loszuwerden, suchen sie nur einen Dummen, an dem sie sich austoben können.“

Meike nippte an ihrer Cola.

„Also, nicht provozieren lassen.“

Richard prostete ihr zu.

Meike überlegte eine Weile.

„Also, Alki oder nicht Alki“, sagte sie. „Tom würde mich jedenfalls nie schlagen. Davon bin ich überzeugt.“

„Hoffen wir es“, erwiderte Richard.

8.

Am nächsten Morgen war Tom nicht in der Schule. Meike hatte es fast schon erwartet. Aber wenn er glaubte, dass er sich so einfach aus dem Staub machen konnte, hatte er sich getäuscht.
Meike konnte kaum erwarten, dass der Unterricht vorbei war. Sie wollte direkt zu Tom fahren und ihn zur Rede stellen.
Tom wohnte mit seinen Eltern und seinen Brüdern in einem Hochhaus am Rande der Stadt. Meike holte ihr Fahrrad aus der Garage und radelte los. Diesmal hatte sie darauf verzichtet, ihn vorher anzurufen. Sie wollte ihn überraschen.

Die Überraschung war perfekt, als Tom die Tür öffnete. Er riss erstaunt die Augen auf.
„Du?“

„Genau!“ Meike setzte einen Schritt in die Wohnung. „Ich glaube, wir zwei sollten uns mal unterhalten.“
„Wenn du meinst.“ Tom kickte eine Bierdose an die Seite.
Meike betrat die Wohnung, ohne dass er sie herein gebeten hatte.
„Wieso bist du nicht in der Schule?“
„Krank.“
„Zuviel gesoffen?“
Mit einem Ruck packte Tom sie am Kragen ihrer Bluse und schleifte sie in die Wohnung. Dann trat er mit dem Fuß die Tür zu.
„Hör mal zu!“, zischte er und zog ihr Gesicht dicht unter seins. Meike roch seinen stinkenden Atem. „Ich bin krank! Hast du das kapiert?“
„Ja“, flüsterte Meike nun fast tonlos.
Tom ließ sie los und schleuderte sie in den Sessel im Wohnzimmer
„Setz dich!“
Meike plumpste in den Sessel. Tom so in Wut zu sehen, machte ihr plötzlich große Angst. Was hatte Richard gesagt? Weil sie sich selbst nicht leiden mögen, versuchen sie einen Grund zu finden, jemand anderen zu verprügeln.

Aber dieser jemand anderes musste ja nicht gerade sie sein.
Also, bloß nicht provozieren.
„Bist du allein?“, fragte Meike vorsichtig.
„Vielleicht.“ Tom grinste. Er schien plötzlich seine Macht zu spüren. „Was willst du?“
Meike atmete tief durch.
„Hör mal, Tom“, sagte sie so ruhig sie konnte. „Du hast mir versprochen, mit dem Trinken aufzuhören. Aber gestern war ich im Sorbas ...“
„Im Sorbas? Warum warst du im Sorbas?“
Meike schluckte. Warum war sie im Sorbas gewesen? Natürlich wegen Richard. Aber wenn sie das jetzt Tom erzählen würde, konnte das verdammt gefährlich für sie werden.
„Ich habe Stulle durch's Fenster gesehen“, fiel ihr ein. „Und da habe ich ihn gefragt, wo du bist.“
Toms Augen sahen rot aus. Rot und wässerig. So als wenn er schon am Morgen wieder etwas getrunken hätte. Er schlug mit der geballten Faust auf den Tisch.
„Spionierst du mir jetzt etwa nach?“
Seine Stimme klang gefährlich.
Meike hatte Angst.

Verdammt noch mal, was wollte sie eigentlich mit diesem Scheiß-Typen. Er log, er nutzte sie aus, er schob ihr für alles die Schuld in die Schuhe, und er machte ihr Angst.

„Ich spioniere dir nicht nach", antwortete Meike jetzt und bemühte sich um ein selbstbewusstes Auftreten. „Wir hatten uns nur verabredet, und du bist nicht gekommen."
Tom beruhigte sich ein wenig. Meike spürte, dass es gut war, wenn sie keine Angst hatte. Wenn er merkte, dass sie ängstlich war, wurde er nur stärker. Es war ein Wechselspiel. Ein übles Spiel, bei dem sie sich nicht immer die Rollen aussuchen konnte.
„Tom", sagte sie nun ganz klar. „Du hast mir versprochen, mit dem Trinken aufzuhören. Ich habe dir deswegen Geld geliehen. Aber du hast das Geld auch versoffen."
„Geld. Immer dieses Scheiß-Geld!", zischte er.
„Ja, dieses Scheiß-Geld!", fuhr Meike fort. „Aber es ist mein Geld. Ich will es wieder haben, verstehst du. Ich habe es gespart und dir nicht gegeben, damit du es versäufst."

Sie war zu weit gegangen.
Sie hätte aufhören müssen, als er aufgestanden war.
Sie hätte nicht Scheiß-Geld oder versaufen sagen dürfen.
Sie hätte gar nicht in die Wohnung gehen dürfen.
Der Schlag, der jetzt kam, kam völlig unerwartet.
Es war Toms Rechte. Gegen ihr Gesicht.
Den Oberkiefer. Knapp unter das Auge.
Ihre Zähne! Die Zähne wackelten.
Das Gesicht brannte.
Meike schrie, wie sie noch nie geschrieen hatte. Sie hatte furchtbare Angst. Er würde sie zusammenschlagen. Er würde sie umbringen.
Eine Wohnungstür öffnete sich.
„Tom?“, fragte eine Männerstimme, und dann stand plötzlich Toms Bruder im Zimmer.
„Tom, was hast du gemacht? Mein Gott, Meike, wie siehst du denn aus?“
Meike sprang auf. Die Tränen liefen ihr übers Gesicht, brannten heiß auf ihrer Wunde.
Ihr Kiefer war bestimmt gebrochen, die Zähne locker. Das Gesicht würde blau werden.
Alles war so schrecklich.

„Er hat mich geschlagen“, flüsterte sie.
Sie zitterte am ganzen Körper. Sie konnte kaum Luft bekommen.
Das war der Schock. Ein schwerer Schock.
Tom würde mich nie schlagen, hatte sie immer gesagt.
Sie hatte ihm Geld gegeben. Sie hatte ihm helfen wollen. Sie hatte ihn geliebt.
Er hatte alles kaputt gemacht.
Nie wieder würde sie ihm vertrauen können.
Es war aus und vorbei.
Für immer.
„Meike!“, rief nun der Bruder. „Du bist ja ganz weiß. Komm, setz dich erst mal!“
Er ging auf sie zu, wollte sie am Arm fassen.
„Grabsch mich nicht an!“, schrie Meike.
Sie hatte wahnsinnige Angst.
Tom saß jetzt wie ein kleines Kind im Sessel und wimmerte vor sich hin.
Dabei hatte nur sie einen Grund zum Weinen.
Sie musste gehen. Hier in der Wohnung wurde sie verrückt.
Langsam ging sie rückwärts zur Tür und öffnete sie.
„Meike!“, rief nun der Bruder. „Du kannst doch nicht in dem Zustand ...“

„Meike!“, rief nun auch Tom.
Meike lief aus dem Haus. Sie sprang auf ihr Fahrrad und raste so schnell sie konnte Richtung Innenstadt. Es gab nur einen, der ihr jetzt noch helfen konnte.
Richard!

9.

Richard fragte nichts. Er zog sie in die Wohnung und bettete sie auf das Sofa.
Er holte einen Kühlbeutel und legte ihn auf ihr Gesicht. Er brachte ihr eine Schmerztablette und löste sie in Wasser auf.
Meike versuchte, zu erzählen, aber es kam nur ein schrecklicher Laut aus ihrem Mund.
„Ruhig“, sagte Richard. „Ganz ruhig.“
Wieder quietschte Meike.
Richard strich über ihre Haare.
„Atme ganz ruhig!“
Meike versuchte, wieder zu sich zu finden. Aber sie konnte einfach nicht verhindern, dass sie zitterte. Ihre Knie schlotterten und sie fror, wie schon lange nicht mehr.
Richard faltete eine Sofadecke auseinander und legte sie über sie. Das tat gut.
Meike fühlte sich jetzt ein bisschen besser.
„Hör zu“, sagte er dann. „Ich fühle jetzt mal über dein Gesicht, ja? Ob deine Knochen noch alle heile sind.“
Meike zitterte wieder stärker.

„Hab keine Angst“, beruhigte sie Richard. „Ich bin ganz vorsichtig.“
Seine Fingerspitzen glitten über ihre Wangenknochen, zunächst ganz vorsichtig, dann etwas fester. Meikes Zittern wurde weniger. Richard war wirklich behutsam. Es war so gut, dass sie zu ihm gegangen war.
„Fühlt sich ganz okay an“, meinte Richard dann. „Besser ist natürlich, wir lassen es röntgen.“
„Meine Zähne“, flüsterte Meike.
„Geh mal mit der Zunge herum.“
Meike ließ ihre Zunge langsam durch ihren Mund wandern. Gott sei Dank. Es schienen noch alle da zu sitzen, wo sie waren.
„Ich glaube, sie wackeln“, flüsterte Meike und ihre Tränen liefen wieder.
Richard lächelte.
„Drei Tage Suppe essen. Und Milchreis. Und Grießbrei.“
Meike verdrehte die Augen.
„Ich mag keinen Milchreis“, flüsterte sie und konnte schon wieder ein bisschen lächeln. Wenn es weiter nichts war, war sie wirklich noch mal mit einem blauen Auge davon gekommen. Im wahrsten Sinne des Wortes.

Sie nahm Richards Hand und hielt sie fest.
„Danke, dass du da bist. Ich bin so froh.“
„Keine Ursache.“ Er streichelte Meikes Handrücken mit dem Daumen.
Meike schloss die Augen.
Warum konnte Tom nicht so sein? So liebevoll und aufmerksam.
Sie musste von ihm los kommen. Sie musste mit ihm Schluss machen.
Nie wieder würde sie sich von einem Menschen schlagen lassen. Nie wieder!

Plötzlich klingelte Meikes Handy.
Meike zuckte zusammen. Sie zog ihr Handy aus der Tasche und schaute auf das Display.
„Er ist es“, flüsterte sie.
„Geh nicht dran!“, riet ihr Richard.
Das Handy klingelte weiter.
Meikes Augen waren weit geöffnet.
„Er verfolgt mich!“, flüsterte sie.
„Er will mich fertig machen.“
Ihr Zittern hatte wieder angefangen.
Richard nahm ihr das Handy aus der Hand.

„Soll ich dran gehen?“
Meike nickte.
Richard drückte die Okay-Taste.
„Ja?“
„Wer ist da?“, hörte er eine Jungenstimme am anderen Ende.
„Ist doch egal“, erwiderte Richard.
„Irgendwer halt. Jedenfalls, Meike ist nicht zu sprechen. Die hast du ja ganz schön fertig gemacht.“
Meike verfolgte das Gespräch ängstlich.
„Wer bist du denn?“, hörte sie Toms Stimme.
Er schrie so laut, dass sie ihn durch den ganzen Raum hören konnte. Er war in Panik, und sie hatte Mühe, sich nicht mitreißen zu lassen.
„Hör zu!“, erklärte Richard.
„Meike ist ab sofort nie mehr für dich zu sprechen. Sie geht jetzt ins Krankenhaus und lässt sich röntgen.
Und danach überlegt sie mit ihrer Mutter, ob sie Anzeige erstattet. Kapiert?“
„Spinnt ihr?“, schrie Tom.
„Seid ihr jetzt total bescheuert? Was soll ich denn gemacht haben? Die Alte hat sie wohl nicht mehr alle. Rennt die ganze Zeit hinter

mir her wie ’n Schoßhund. Die ist ja nur sauer, dass ich nichts mehr von ihr will.“
„Das kannst du dann ja der Polizei erzählen“, erwiderte Richard ungerührt.
Tom schnappte hörbar nach Luft.
„Bist du ihr Lover?“, schrie er. „Hör zu, Alter, wenn du sie anfasst, mach ich dich fertig.“
„Ich glaube, du bist selbst ziemlich fertig!“, meinte Richard. Dann drückte er das Gespräch weg.
Meike hatte das Gespräch wortlos verfolgt. Richard war hart gewesen. Hart und konsequent. Aber er hatte Recht. Nie wieder würde sie sich von diesem Typen anfassen lassen.
„Was machen wir jetzt?“, fragte Richard.
Meike überlegte.
„Am liebsten möchte ich nach Hause fahren“, sagte sie dann. „Aber ich habe Angst vor meiner Mutter. Was kann ich ihr erzählen?“
Sie biss sich auf die Lippe. „Vielleicht, dass ich mit dem Fahrrad gefallen bin?“
Richard schüttelte den Kopf.
„Ein wichtiges Gesetz ist: Hör auf zu lügen. Wenn deine Mutter die Wahrheit kennt, kann sie dir helfen.“
Meike seufzte.

„Das sagst du so einfach“, meinte sie. „Wenn du wüsstest, wie sich meine Mutter aufregt. Sie kann Tom nicht besonders gut leiden.“

10.

Als Meike ihr Fahrrad in die Garage brachte, konnte sie sehen, dass das Auto ihrer Mutter nicht da war. Meike überlegte einen Moment lang. Ach ja, heute musste ihre kleine Schwester ja zum Kieferorthopäden. Das konnte lange dauern. Eine gute Gelegenheit, sich erstmal wieder zurecht zu machen und sich vielleicht ein wenig Make up über die roten Stellen im Gesicht zu cremen.
Meike lehnte ihr Rad gegen die Garagenwand. Gerade wollte sie sich umdrehen und die Garage verlassen, da hörte sie hinter sich ein Geräusch. Sie drehte sich um und erstarrte. Tom stand hinter ihr.
„Hallo“, sagte er.
„Hi“, antwortete Meike so gelassen wie möglich. Ihr Herz schlug so laut gegen ihre Rippen, dass sie kaum noch Luft bekam.
„Wollte mal schauen, wie es dir geht.“
Tom grinste ein wenig schief. „Na ja, so schlimm sieht es ja gar nicht aus.“
Er kam näher.

„Lass mal gucken. Ist dir was gebrochen?"
Meike wich zurück. Sie hatte irgendwie ein ungutes Gefühl.
„Lass mich!"
Sie musste hier weg, das spürte sie. Tom wirkte so ruhig. So gefährlich ruhig. Meike drückte sich an die Garagenwand, ging langsam zur Seite und wollte dann weglaufen.
Aber Tom hatte das geahnt. Er sprang vor sie und versperrte ihr den Weg.
„Nicht so schnell, mein Schatz. Du kannst mich doch mal gucken lassen, was wirklich passiert ist. Ich sollte mir mal anschauen, was ich gemacht habe. Bevor dich jemand anderes teuflisch zurichtet und mir dann die ganze Sache in die Schuhe schiebt."

Meike hatte Angst. Ihr Herz schlug laut, und eine Gänsehaut kroch ihr langsam den Rücken hinunter.
„Fass mich nicht an", fauchte sie. „Nie wieder fasst du mich an, hörst du!"
Tom stand ihr immer noch im Weg. Sie ging auf Tom zu. Langsam und ruhig.

„Mutig bleiben!“, sagte sie sich immer wieder. „Schau dem Feind ins Auge! Dann bekommt er selbst Angst.“
Und tatsächlich ging Tom jetzt einen Schritt zur Seite.
Meike war fast am Garagentor angekommen. Da sah sie die vier aus den Büschen kommen: Kalle, Sam, Stulle und Bastian. Sie bewegten sich sehr langsam auf die Garage zu.
Meike bekam vor Angst kaum noch Luft.
„Schrei!“, dachte sie dann.
Doch bevor sie auch nur einen Laut von sich gegeben hatte, hatte Stulle schon das Garagentor hinter sich geschlossen. Dann stand er vor ihr. Groß. Und mit ganz schönen Mukkis. Das Tatoo auf seinem Oberarm tanzte.
„Hör zu, Kleine!“, zischte er. „Damit wir uns richtig verstehen. Ein Laut und du weißt nicht mehr, wie du heißt.“
Meike wollte irgendetwas Mutiges erwidern, aber es kam kein Laut aus ihrer Kehle. Sie hatte furchtbare Angst.
„Du brauchst dir nicht gleich in die Hose zu machen“, erklärte Kalle. „Wir wollen nur mal ein paar Sachen klar stellen.“

Sie standen jetzt im Halbkreis um sie. Nur Tom hatte sich etwas weiter abseits platziert und verfolgte die Szene mit kaltem Blick. Kalle hatte die Arme in die Hüften gestemmt. Breitbeinig stand er vor ihr.

„Also erstens hat unser Freund dich nicht angefasst, ist das klar?"

Meike stand starr und bewegte sich nicht.

„Ob das klar ist?"

Kalle machte einen Schritt auf sie zu.

Dann drehte er sich zu Tom um.

„Die hat ja nur die eine Seite blau. Ich glaube, ich sollte ihr mal so richtig die Fresse polieren!"

Jetzt konnte Meike nicht mehr. Sie begann leise zu weinen.

„Was wollt ihr denn?", schniefte sie verzweifelt. „Ich zeige Tom nicht an. Ich verspreche es."

„Aha!", nickte Kalle. „Das hört sich ja schon besser an. Also, damit das klar ist. Ein Wort zur Polizei, und du und dieser Milchbubi kriegt was zu hören, dass ihr euch wochenlang nicht mehr aus dem Haus traut."

„Ich sage kein Wort", schniefte Meike.

Sie hatte Mühe, zu sprechen. Ihr ganzer Körper zitterte, und dicke Schweißperlen waren auf ihre Stirn getreten.

„Okay“. Kalle grinste. „Was wollten wir noch von ihr?“
„Das Geld!“, erinnerte ihn Bastian.
„Die zwanzig Euro und die Karte.
Wie war noch die Nummer, Tom?“
„3329.“ Das war Tom.
Nicht zu fassen. War das wirklich der Typ, den sie geliebt hatte?
„Interessant! Schöne Nummer. Und nun raus mit der Karte, meine Süße!“
Bastian streckte die Hand aus.
Meike hatte keine Wahl. Gegen die Clique war sie machtlos. Ihr Hirn arbeitete auf Hochtoren. Wie spät war es? Konnte nicht einmal im Leben ein Wunder geschehen und ihre Mutter zurückkommen?
„Wird's bald? Oder muss ich dir an die Wäsche gehen?“ Kalles Stimme klang bedrohlich.
Kalle war knallhart, das wusste Meike.
Er hatte stahlblaue Augen und schmale Lippen. Von Tom wusste sie, dass er schon wegen Körperverletzung vorbestraft war.
Meike fasste in ihre weite Hosentasche.
Neben dem Portemonee fühlte sie ihr Handy.

Das Handy! Das war ihre einzige Chance. Konzentrieren! Langsam, langsam. Tastensperre frei machen. Mit einer Hand. Und jetzt 110.
Wie oft hatte sie im Unterricht heimlich in der Hosentasche die Knöpfe blind gedrückt.
Die Übung kam ihr nun zugute.
Jetzt hielt sie das Portemonee in der einen Hand, das Handy in der anderen.
Sie hörte eine Stimme am anderen Ende der Leitung.
„Hilfe!“, schrie sie. „Ich werde bedroht. Fünf Typen. In der Garage Nelkenweg 8, Lübbeke. Hilfe! Hilfe! Helfen Sie mir!“
Sie schrie so laut, wie sie noch nie in ihrem Leben geschrieen hatte.
Rums! Bastian hatte ausgeholt.
Das Handy flog quer durch die Garage.
Sie hörte einen Knall, dann lag es auf der Erde.
Voll Wut sprang Tom darauf. Wie ein Verrückter. Bis es schließlich in tausend Splittern da lag.
„Hilfe!“, schrie Meike wieder, jetzt vollends in Angst.
Sam war mit einem Satz bei ihr und hielt ihr den Mund zu.

Meike biss und trat. Sie gab alles.
Jetzt waren auch Stulle und Bastian zur Stelle, um sie festzuhalten.
Meike spürte, wie jemand sie trat. Wie jemand an ihren Haaren riss. Wie jemand ihr den Arm auf den Rücken drehte.
Aber eigentlich tat ihr gar nichts weh.
„Ich hätte mir doch Pfefferspray kaufen sollen“, dachte sie kurz.
Dann sank sie langsam auf den Boden.
So ganz unecht langsam. Als wenn jemand in einem Film seine Rolle schlecht spielt.
Und dann hatte sie das Gefühl, die Situation eher von oben zu sehen. So als wenn sie schon tot wäre.

11.

Die Garage öffnete sich plötzlich. Ihre Mutter stand im Tor und starrte mit offenem Mund. Und nun kam auch ein Polizeiwagen um die Ecke gebogen.
„Scheiße, die Bullen!“, hörte Meike noch jemanden schreien.
Dann wurde ihr schwarz vor Augen.
Es war nur eine ganz kurze Ohnmacht.
Wie ein kurzer Schock.
Als der Krankenwagen an der Garage ankam, war Meike schon wieder wach. Sie war ruhig und gefasst. Sie brauchte keine Angst mehr zu haben.
Die Polizei war gekommen. Ihre Mutter war da. Der Krankenwagen war vorgefahren.
Nun war alles in Ordnung.
Nur warum Stefanie so schrecklich heulte, ging ihr nicht in den Kopf. Stefanie hatte sie doch nicht ausstehen können. Was gab es denn jetzt zu heulen?
„Steffi, ruhig, es wird doch alles gut“, hörte sie ihre Mutter sagen. „Meike kommt ins

Krankenhaus und diese bösen Typen hinter Gitter."
Aber Stefanie heulte immer noch. Sie war und blieb eben ein schwieriges Blag.
Die Krankenwagensirene verstummte, nur das Blaulicht leuchtete weiter.
Zwei Männer mit rot-orangen Leuchtwesten sprangen heraus und liefen auf Meike zu.
„Bist du ansprechbar?", fragten sie.
„Weißt du deinen Namen?"
„Meike Sander, Büchner-Hauptschule, Klasse 8, Nelkenweg 8, Lübbeke, 14 Jahre alt, Robbie Williams Fan, Bravo-Leserin."
„Die ist okay", nickte der eine dem anderen zu.
„Kannst du laufen?"
„Wenn's nicht gerade 'n 1000-Meter-Lauf ist."
„Nee, nur bis zur Trage."
„Das schaff ich."
Meike rappelte sich auf. Sie sah um sich.
Ihre Mutter stand dort an der Wand mit kalkweißem Gesicht. Die Hand vor dem Mund.
Neben ihr ebenso kreidebleich Stefanie.
Meike versuchte, zu lächeln.
„Ich bin ganz okay."
„Das sollten wir besser im Krankenhaus untersuchen", bemerkte der Krankenwagenfahrer.

„Komm, steig ein. Wenn du wirklich okay bist, bist du in den nächsten Tagen wieder zu Hause."
Meike wurde auf die Trage gelegt. Ihre Mutter und Stefanie setzten sich neben sie. Der Krankenwagen fuhr los. Diesmal ohne Blaulicht.
Sie war kein Notfall. Gott sei Dank. Das hätte auch schlimmer ausgehen können.
„Ich wusste gleich, dass dieser Tom kein Umgang für dich ist", schniefte ihre Mutter.

Das blaue Auge war schnell verheilt, auch die Zähne wackelten nicht mehr. Meike durfte wieder zur Schule gehen. Sie war wirklich mit dem Schrecken davon gekommen.
Aber eben dieser Schrecken wollte nicht weggehen.
Tom tat ihr nichts mehr. Seit sie ihn und seine Freunde angezeigt hatte, gingen sie ihr aus dem Weg.
In der Schule hatte Tom noch einmal mit ihr geredet. Um ihr das Geld und die Karte

zurückzugeben und um sie um Entschuldigung zu bitten. Dann war er wieder verschwunden.
Trotzdem hatte Meike immer wieder diese Albträume.
Wenn es dunkel wurde, hatte sie Angst.
Wenn ein paar Jugendliche auf sie zukamen, hatte sie Angst.
Wenn es laut wurde, hatte sie Angst.
In der Garage war sie bis jetzt nicht wieder gewesen.
Auch ihr Fahrrad hatte sie noch nicht wieder angerührt.
Nur Richard war seit dem Tag ihr bester Freund geworden. Er war immer schon ein toller Kumpel. Aber jetzt war er ihr alleraller-allerbester Freund.
„Ich bin so verzweifelt“, sagte Meike zu ihm, als er sie wie so oft Freitag Mittag von der Schule abholte. „Ich habe doch wirklich total Glück gehabt. Aber trotzdem muss ich immer wieder an den Tag denken. Ich komme einfach nicht über meine Angst hinweg.“
„Ich kann dir nur raten, mit mir in die Gruppe zu kommen“, riet ihr Richard. „Da haben viele Jugendliche Gewalt erlebt. Schlagende Väter

oder Mütter, gewalttätige Brüder und Freunde. Echt, Meike, glaub's mir. Das bringt es voll."
Meike trat verlegen von einem Bein auf's andere.
„Ich weiß nicht", murmelte sie leise. „Mir ist das alles so peinlich. Ich war so doof. So total blind. Wenn ich ein bisschen, nur ein kleines bisschen kritischer gewesen wäre, wäre das alles überhaupt nicht passiert."
Richard lachte. „Ein Grund mehr, in die Gruppe zu kommen. Da sitzen nämlich nur Jugendliche, die glauben, an allem Schuld zu sein. Also, herzlich willkommen im Club."

12.

Aber Meike brauchte noch weitere 14 Tage bis sie bereit war, mit Richard in die Gruppe zu gehen.
„Also, eins sage ich dir, wenn das da so 'ne Psychogruppe ist, bin ich weg wie nichts!“, drohte sie immer wieder.
Richard lachte.
„Natürlich ist das eine Psychogruppe“, sagte er. „Oder meinst du, wir machen da Bodybuilding?“ Er überlegte einen Moment lang.
„Wäre auch nicht schlecht“, meinte er dann.
„Ich finde, einen Selbstverteidigungskurs solltest du auch machen.“
„Eins nach dem anderen.“
Sie hatte ein mulmiges Gefühl, als sie sich neben Richard in den Kreis der Gruppe setzte. Nur Jugendliche waren hier. Sie begrüßten sich alle herzlich. Sehr herzlich sogar. Mit Umarmungen und Fragen, wie es so ging. Meike war das fast zuviel. Vielleicht war sie hier doch in eine Sekte geraten. Sie hasste diesen Psychokram. Sollte sie hier jetzt etwa

vor den anderen von ihren Ängsten erzählen? Das war ja wohl zuviel verlangt.
„Ich bin Jens, und mein Vater ist Alkoholiker", begann ein Typ die Gesprächsrunde.
„Ich bin Sascha, und mein Vater ist auch Alkoholiker", fuhr der nächste Typ fort.
„Ich bin Jana, und mein Bruder ist Alkoholiker", fuhr das blonde Mädchen neben ihm fort.
Meike bekam es mit der Angst zu tun. Was sollte sie sagen?
War Tom Alkoholiker? Und wie sollte sie Tom bezeichnen? Als Freund? Als Ex-Freund? Als Bekannter?
„Ich bin Richard, und meine Mutter ist Alkoholikerin", sagte Richard jetzt.
Alle blickten nun auf Meike. Die rutschte unruhig auf dem Stuhl hin und her.
„Also, ich bin die Meike, und ich, äh, also, ich wollte mir das hier nur mal so angucken", platzte sie heraus.
Niemand lachte. Niemand verbesserte sie. Niemand sagte, dass das nicht erlaubt wäre. Im Gegenteil. Alle sahen sie freundlich an. Dann machte Meikes Nachbarin weiter.
„Ich bin Miriam. Und meine Freundin ist Alkoholikerin."

14 Jugendliche stellten sich nach und nach vor. Als die Runde zu Ende war, wartete Meike mit klopfendem Herzen. Was kam jetzt. „Leute, ich brauche eure Hilfe“, begann ein Junge, der ziemlich klein und bleich zwischen zwei Mädchen saß. Jetzt, als der Junge zu sprechen anfing, wirkte er größer, irgendwie stärker. Er erzählte von seinen Eltern, die beide tranken. Er schilderte ihre Streitereien, ihre Gewalt, das Geschrei in der Wohnung, seine kleine Schwester weinend dazwischen. Er erzählte von seiner Angst, von seiner Traurigkeit und seiner Ratlosigkeit.

Er berichtete von seiner Wut.

Die Geschichte ging Meike unter die Haut.

Ohne es zu merken, hatte sie Richards Hand ergriffen.

Richard drückte sie fest.

Seine Hand war warm und groß.

Und plötzlich spürte Meike eine große Kraft, die von dieser Gruppe ausging.

Ja, hier würde sie wieder zu sich finden.

Hier würde auch ihr geholfen werden.

Richard und ihr.

Weitere Titel aus der K.L.A.R.-Reihe:

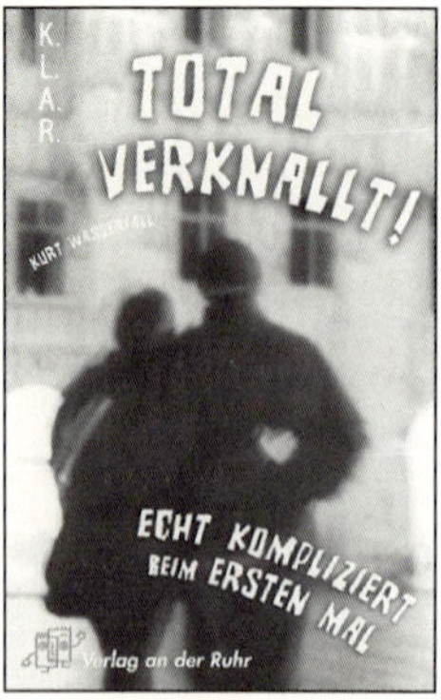

K.L.A.R. – Taschenbuch

Total verknallt!
Echt kompliziert beim ersten Mal

Kurt Wasserfall

Benni ist zum ersten Mal so richtig verliebt, doch er merkt schnell, dass das mit der Liebe gar nicht so einfach ist: Himmelhochglücklich und dann immer wieder die Angst, alles falsch zu machen und seine Traumfrau zu verlieren ...

Kl. 7–10, 89 S., 12 x 19 cm, Pb.
ISBN 3-86072-931-4
Best.-Nr. 2931
5,– € (D)/5,15 € (A)/9,– CHF

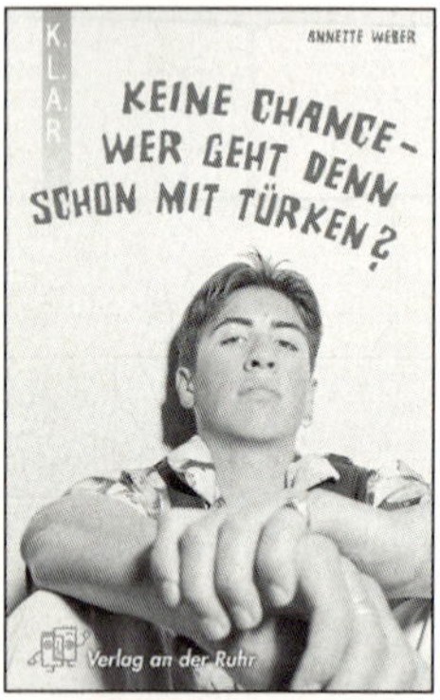

K.L.A.R. – Taschenbuch

Keine Chance – Wer geht denn schon mit Türken?

Annette Weber

Sinan wird bei einem Diebstahl mit seiner Clique erwischt. Als Haupttäter denunziert, erwartet ihn ein Prozess. Das Geld dafür will er mit einem Job auf einem Reiterhof verdienen. Dort begegnet er Mia, einer dieser superreichen, verwöhnten Pferdetussis. Das denkt er jedenfalls am Anfang ...

Kl. 7–10, 90 S., 12 x 19 cm, Pb.
ISBN 3-86072-919-5
Best.-Nr. 2919
5,– € (D)/5,15 € (A)/9,– CHF

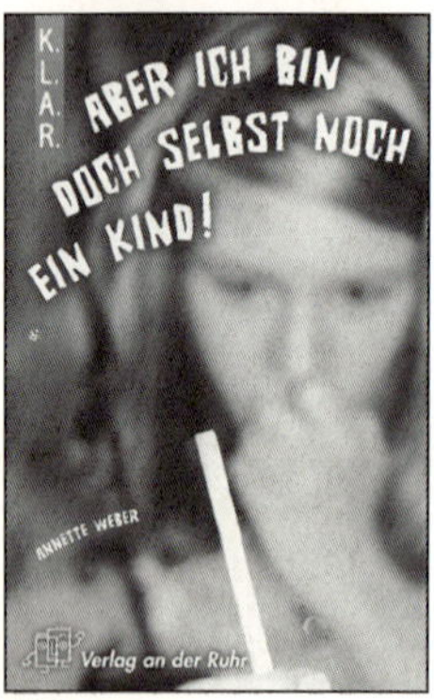

K.L.A.R. – Taschenbuch

Aber ich bin doch selbst noch ein Kind!

Annette Weber

Laura ist 15 und ungewollt schwanger. Vater ihres Kindes ist der siebzehnjährige Jonas, der aber von einem Kind überhaupt nichts wissen will. Auch für die Eltern der beiden gibt es nur eine Lösung: Abtreibung. Laura fühlt sich mit ihren Ängsten und Zweifeln allein gelassen und entschließt sich nach mehreren Beratungsterminen ...

Kl. 7–10, 96 S., 12 x 19 cm, Pb.
ISBN 3-86072-977-2
Best.-Nr. 2977
5,– € (D)/5,15 € (A)/9,– CHF

Verlag an der Ruhr

Postfach 102251 • D–45422 Mülheim an der Ruhr
Tel.: 0208/495040 • Fax: 0208/4950495
E-Mail: info@verlagruhr.de • **www.verlagruhr.de**

Bücher für die pädagogische Praxis